AF591899

INSTITUTIONS
MILITAIRES
ET SITUATION
DU CASERNEMENT EN FRANCE.

DE LA MORTALITÉ DES CHEVAUX
DE L'ARMÉE.

PAR LE CAPITAINE DU GÉNIE ALLARD,
MAITRE DES REQUÊTES, DÉPUTÉ.

EXTRAIT DU SPECTATEUR MILITAIRE.

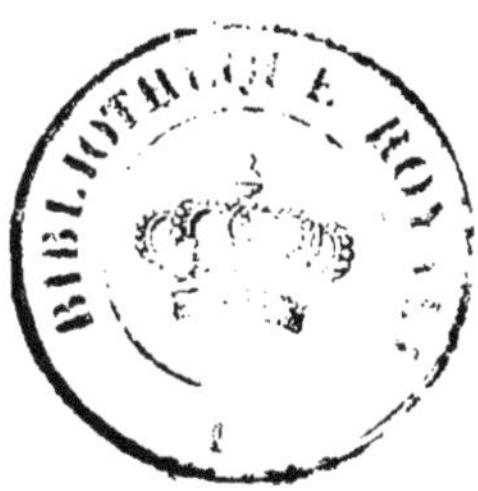

PARIS,
IMPRIMERIE DE BOURGOGNE ET MARTINET,
RUE JACOB, 30.

1840.

INSTITUTIONS MILITAIRES

ET

SITUATION DU CASERNEMENT EN FRANCE.

DE LA MORTALITÉ DES CHEVAUX DE L'ARMÉE.

Le *Spectateur militaire* publie dans sa dernière livraison un article de M. le lieutenant-général Oudinot, relatif au casernement des troupes à cheval. La question qu'il soulève, soumise en ce moment à l'examen et aux investigations d'une Commission spéciale, donne lieu depuis long-temps parmi les militaires à des discussions et des appréciations diverses. Tant qu'elle n'avait pas franchi le seuil de l'enceinte des réunions de la Commission, nous nous étions abstenu d'élever la voix, attendant, avec une réserve que les convenances semblaient particulièrement imposer à un officier du génie, que les circonstances, à défaut de décisions ministérielles, nous permissent d'intervenir dans le débat. Aujourd'hui qu'un membre de la Commission appelle l'attention publique sur une question qu'il dit à bon droit être toute nationale, nous regardons comme un devoir de faire connaître le résultat de nos observations, de nos réflexions et des nombreux renseignements que nous avons recueillis auprès des officiers de cavalerie les plus expérimentés.

Sans nous attacher à suivre l'honorable général dans ses savantes recherches sur la cavalerie, nous exprimerons notre opinion sur le casernement en général, afin d'embrasser la question sous toutes ses faces et dans toute son étendue. La controverse viendra plus tard.

Lorsque l'on compare les établissements militaires en France à ceux des autres puissances de l'Europe, et notamment à ceux de la Russie et de la Prusse, on s'étonne de notre infériorité sous ce rapport, et l'on rougit de l'indifférence avec laquelle est traité notre état militaire, sur lequel cependant repose la première garantie de notre indépendance et de nos institutions. Ce n'est pas seulement le sentiment de l'humanité qui se révolte à l'aspect de nos casernes, c'est notre orgueil national, c'est notre influence au dehors qui en reçoivent une profonde atteinte. Là où l'état militaire n'est pas honoré comme il doit l'être, là où des établissements dignes d'un grand peuple ne viennent pas proclamer sa puissance, il y a affaiblissement dans sa force morale, surtout aux yeux des étrangers, portés naturellement à juger un pays d'après le développement et la grandeur de ses institutions.

La pénurie de nos établissements militaires (si toutefois on peut donner ce nom à la plus grande partie de ceux qui existent) ne nuit pas seulement aux intérêts présents de l'armée, mais elle exerce encore une funeste influence sur l'entretien et le développement de l'esprit militaire en France.

Aprés avoir atteint son apogée au milieu des guerres et des gloires de l'Empire, cet esprit militaire tend sans cesse aujourd'hui à s'affaiblir et à s'éteindre. C'est la conséquence obligée d'une longue paix, c'est surtout le résultat d'une espèce d'indifférence et de dédain de la part de l'opinion publique, qui, au milieu de ses préoccupations politiques et industrielles, ne voit pas de terme au repos dont nous jouissons, et s'habitue à regarder la guerre comme une chimère, et comme le souvenir d'un passé qui ne doit plus se reproduire.

On ne retrouve plus, ni dans le pays, ni même dans les rangs de l'armée, cet amour du métier, cette noble ardeur, ce feu sacré, en un mot, qui brilla d'un si vif éclat à plusieurs époques de notre histoire, et qui au jour du danger sait enfanter des miracles. Aussi les cadres de l'armée s'appauvrissent. Il semble aujourd'hui qu'on ne soit officier que pour avoir un rang dans le monde ou parce qu'on ne peut pas faire autre chose. Le soldat lui-même, en se rangeant sous le drapeau, obéit à la loi et accomplit à regret un devoir et un sacrifice. Le remplacement, livré au plus honteux trafic, étend de plus en plus sa lèpre hideuse; et dans cette France où les imaginations sont si ardentes, où le sentiment de l'honneur et de la nationalité est si vif, les pensées se matérialisent et les idées généreuses disparaissent, comme si le passé n'était plus qu'un vain rêve, comme si l'avenir ne devait pas nous appartenir.

La lutte est difficile, je le sais, contre cette tendance des esprits; cependant il est du devoir du gouvernement de l'entreprendre.

Honorer l'état militaire, et l'élever par la considération à la hauteur de la mission qu'il doit remplir; l'arracher au scandale dégradant que présente l'exécution de la loi du recrutement, et faire qu'il ne soit pas presque uniquement le partage des désœuvrés, des éducations manquées, et le pis-aller des autres conditions de la société; améliorer le bien-être du soldat et l'attacher au drapeau; tel est le but qu'il faut atteindre, et vers lequel l'administration de la guerre a déjà fait de généreux efforts.

L'un des moyens qui nous paraisse le plus efficace pour arriver à ce résultat, est de donner à l'armée des institutions fortes, et de la doter de vastes établissements où elles puissent se développer. Ces établissements, dont la sévérité s'accommoderait mal d'un luxe inutile, doivent être assez étendus pour suffire à tous les genres d'instruction, et pour permettre aux soldats de se livrer à tous les exercices que comporte le métier des armes. Enfin leur aspect extérieur doit être aux yeux de tous une manifestation éclatante de la sollicitude du pays pour ceux qui se dévouent à son service avec tant d'abnégation.

A Dieu ne plaise que je vienne ici me livrer à des innovations et à des projets chimériques que repousseraient à la fois la raison et la pratique des choses. Il existe dans l'état actuel de notre casernement un mal profond qui porte l'atteinte la plus grave aux intérêts de notre armée. J'ai voulu le signaler dans toute son étendue, et indiquer en même temps le remède dont il me paraissait susceptible, et les sacrifices qu'il exigerait de l'Etat. Le lecteur jugera si j'ai accompli cette tâche avec trop de ménagement et de partialité.

Personne n'ignore que la plus grande partie des bâtiments qui composent aujourd'hui le casernement en France, avait dans l'origine une destination toute différente. Telle caserne était un couvent, une abbaye, une maison religieuse, une église; telle autre une maison particulière, un établissement industriel ou administratif, etc. La révolution de 1789, en abolissant les congrégations religieuses, et en déclarant les bâtiments qu'elles occupaient propriétés nationales, mit l'Etat en possession d'édifices qui, au milieu des exigences de la guerre et des efforts que le pays faisait de toutes parts pour sa défense, furent naturellement consacrés au logement des troupes et aux nombreux besoins de l'administration de la guerre. Plus tard un décret impérial du 23 avril 1810 donna aux villes la toute propriété de ces bâtiments, sous la condition qu'elles les entretiendraient et les affecteraient au casernement des troupes. Ces casernements furent agrandis par des constructions nouvelles ou par des transactions particulières faites aux frais des villes, qui acquirent ainsi des droits à une possession définitive, laquelle leur fut confirmée par l'ordonnance du 5 août 1818, dont le but principal fut en même temps de les faire rentrer pour leur conservation et police, comme pour leurs dépenses, sous l'administration *directe* et *exclusive* du ministre de la guerre. Cet historique est en peu de mots celui de presque toutes les casernes actuelles, si l'on en excepte celles que Vauban fit construire dans les places fortes, où les besoins de la défense des frontières les rendaient impérieusement nécessaires.

Pour approprier autant que possible ces bâtiments de formes si diverses à leur nouvelle destination, il fallut, sous peine de tout détruire, se borner au strict nécessaire, en se renfermant dans les limites de budgets toujours très restreints. Ainsi, aux logements cellulaires, aux chambres petites, mal éclairées et malsaines, succédèrent des chambres plus spacieuses où le soldat trouva un volume d'air plus considérable et la salubrité résultant d'une ventilation mieux entendue. Etablissement de communications libres et faciles des chambres entre elles et avec les dehors; création de locaux appropriés à tous les besoins du service, de la discipline, et, en général, des nombreux accessoires nécessaires au casernement des troupes; tous ces objets durent fixer l'attention des ingénieurs, et il y fut pourvu avec la sagacité et l'économie que comportaient les localités et la modicité des sommes qu'on pouvait y consacrer. Bien des améliorations sans doute ont été faites ;

mais combien n'en reste-t-il pas encore à faire! Que de bâtiments neufs à construire pour remplacer ces maisons obscures et malsaines dans lesquelles sont parqués les soldats, pour compléter ceux qui peuvent être conservés, et pour pourvoir aux simples exigences du service militaire!

Ainsi, dans la plupart des garnisons, malgré l'entassement des soldats dans les casernes, il n'existe ni magasins ni ateliers pour les corps; ni salles pour l'instruction, les théories et l'escrime; ni écoles régimentaires; ni gymnases, ni locaux pour les exercices d'hiver; ni infirmeries régimentaires; ni chambres pour les pensions de sous-officiers; ni logements pour les personnes attachées régulièrement à la suite des régiments; ni emplacement enfin pour ces accessoires dont la nomenclature serait trop longue, et qui sont reconnus indispensables par tous les règlements militaires.

La plus grande partie des établissements de cavalerie est dépourvue de manéges et de magasins aux fourrages.

Le manque de manéges nuit essentiellement à l'instruction des cavaliers, et surtout à celle des recrues, pour lesquels l'hiver s'écoule sans qu'ils puissent se livrer à aucun des exercices nécessaires à leur spécialité. Les hommes, les chevaux, la force du régiment, souffrent de cet état de choses, qui, dans les circonstances présentes, est d'autant plus fâcheux, que le cavalier reste moins long-temps sous les drapeaux par suite des congés successifs donnés dans l'intérêt de l'organisation de la réserve.

Les fourrages sont dans plusieurs localités entassés en plein air, faute de locaux suffisants pour les abriter. Il en résulte des marchés plus onéreux avec les entrepreneurs, une plus grande facilité de fraudes de la part des fournisseurs, et des fourrages d'une moins bonne qualité, puisqu'ils sont soumis à toutes les intempéries des saisons.

Les bâtiments consacrés à la manutention des vivres sont en général impropres à leur destination, insuffisants, et dans un état de dénuement nuisible au service. Les magasins manquent pour les approvisionnements, ainsi que pour la bonne conservation des grains et des farines. La fabrication, et, par suite, la qualité du pain ne peuvent en recevoir qu'une influence fâcheuse.

Il n'existe presque nulle part de buanderie militaire pour le nettoyage et le blanchiment des couvertures et des draps.

Enfin les hôpitaux militaires sont presque tous indignes de leur destination. Ils ne sont pas assez multipliés, et ceux qui existent réclament de nombreuses améliorations et des extensions considérables. L'envoi des soldats malades dans les hôpitaux civils, partout où les localités l'exigent, est onéreux à l'État (1), et présente de graves inconvénients pour la discipline. La marine, très privilégiée sous ce rapport, parce qu'elle ne compte que cinq établissements principaux, et qu'elle a pu disposer pour leur création de sommes proportionnellement beaucoup plus considérables, possède de vastes et beaux hôpitaux dont la comparaison avec ceux de la guerre fait la honte de ces der-

(1) Ce qui rend surtout onéreuse pour l'État la présence des soldats malades dans les hôpitaux civils, c'est que l'administration de ces hôpitaux est intéressée à conserver le plus long-temps possible les soldats malades, et à grossir ainsi le nombre des journées de présence.

niers. Cette disparate a frappé dès l'abord tous ceux qui ont visité nos grands ports de mer.

J'ajouterai à ces détails une considération matérielle de la plus haute importance, et qui prouve que l'armée manque même du strict nécessaire : ce sont les locations annuelles de bâtiments, faites par le département de la guerre, pour pourvoir aux besoins les plus urgents du service. Ces locations annuelles s'élevaient, en 1839, à 588,394 fr., savoir :

Locations payées sur le budget du génie.	. . . . .	404,330 fr.
—	— de l'intendance militaire.	165,860
—	— de l'artillerie.	18,204
	Total.	588,394

Cette somme représente un capital de près de douze millions, équivalant, ainsi que nous le verrons plus bas, aux deux tiers de la somme qui serait nécessaire pour pourvoir à toutes les constructions de première urgence.

Les casernements de l'artillerie sont depuis la dernière organisation de cette arme, celle du 8 septembre 1833, ceux qui laissent le plus à désirer. Je disais à M. le ministre de la guerre à la tribune de la chambre des députés, lors de la discussion du projet de loi sur les armes spéciales, que les 2,600 chevaux demandés en supplément pour la mise sur le pied de guerre de dix batteries d'artillerie, lui créeraient de très grands embarras pour leur logement. Les faits sont là pour le prouver.

A Lafère, à Strasbourg, à Lyon, à Toulouse, à Rennes, la majeure partie des régiments d'artillerie est, depuis l'organisation de 1833, établie dans des bâtiments loués, ou envoyée dans des cantonnements pour lesquels l'État paie des sommes considérables. A Strasbourg, dans une seule année et pour un seul régiment, il a été payé 150,000 francs de frais de cantonnement. A Valence et à Bourges, les frais de casernement sont supportés par les administrations municipales.

A Paris, rendez-vous des étrangers, où les arts et la richesse étalent partout leur splendeur, le casernement, par un contraste déplorable, y présente l'aspect le plus mesquin. Là on y rencontre des édifices, des monuments pour tous les besoins politiques et commerciaux, pour toutes les industries, les administrations et les bureaucraties. Pour les institutions militaires, rien. Quel nom donner, je le demande, à ces prétendues casernes *des Petits-Pères*, *de Clichy*, *de l'Assomption*, *de Reuilly*, *des Célestins*, *de l'Ave-Maria*, et à tant d'autres dont l'énumération comprendrait presque tout le casernement de Paris ? Tantôt c'est une maison qu'on désigne par le nom de la rue et le numéro ; tantôt c'est un grand bâtiment (1), passable en apparence, dont la maçonnerie seule appartient à l'État, mais dont le terrain, propriété nationale d'abord, puis rendu en 1814 à son propriétaire primitif, est donné à bail par lui, moyennant une redevance annuelle de 43,000 francs.

Souvent des étrangers, des militaires de distinction, sont venus parcourir la France dans le but de visiter ses établissements et d'étudier ses institutions militaires. Que répondre à ceux qui, s'adressant à Paris d'abord, vous demandent des renseignements et des indications ? Rougir et se taire ; car nous ne possédons absolument rien qui puisse supporter le moindre examen. On les

(1) La caserne du quai d'Orsay.

renvoie depuis quelques années à la manutention du quai de Billy, qui est en effet le seul établissement complet digne de sa destination.

Le gouvernement, frappé lui-même de cette pénurie de nos établissements militaires, institua en 1823 une Commission chargée d'organiser le complément du casernement, d'indiquer les vices existants et de proposer les moyens d'y remédier. Plus tard, en 1833, le comité des fortifications fut consulté sur le même objet. Les rapports de la Commission et du comité furent à peu près identiques, et il résulte de leur ensemble un travail complet dont nous indiquerons les principaux résultats.

L'assiette générale du casernement ne pouvant être établie que sur le pied de paix, on a supposé tous les régiments d'infanterie réduits à 3 bataillons de 600 hommes chacun, et les régiments de cavalerie à 700 hommes et 650 chevaux.

Partant de cette donnée, on a cherché à pourvoir au casernement de 109 régiments d'infanterie, 71 régiments de cavalerie, 14 régiments d'artillerie, et 3 régiments du génie. Les garnisons de ces régiments ont été réparties sur toute la surface de la France, d'après un ordre indiqué par les convenances du service et de l'instruction, et en se conformant à toutes les exigences de la politique intérieure, et surtout de la défense du pays. Le tableau de répartition de ces casernements a reçu en partie son exécution, et hâtons-nous de dire qu'il a produit un grand bien, car il a mis fin à des

(1) Cette commission était composée de MM. le lieutenant-général Mermet, président; Montfort, maréchal-de-camp du génie; Rolland, lieutenant-colonel du génie; baron Ballyet, intendant militaire, et Senneville, sous-intendant militaire.

exigences locales qui se reproduisaient sans cesse, et qui presque toujours n'avaient leur source que dans des faveurs particulières ou dans des calculs d'intérêts privés.

La dépense des travaux nécessaires pour pourvoir au complément des casernements établis d'après les bases ci-dessus, fut évaluée à 30 millions, et dans ces travaux étaient compris non seulement les logements des troupes et de tous leurs accessoires, mais encore les bâtiments reconnus indispensables dans plusieurs localités pour les services des hôpitaux, des subsistances militaires et des fourrages.

Ajoutons qu'en dehors de ces établissements on laissait subsister des logements pour 53,288 hommes et 18,816 chevaux, dans des casernements morcelés, susceptibles d'être occupés accidentellement, ou en cas de guerre et de rassemblement de troupes.

L'évaluation de la dépense de 30 millions faite par la commission de 1823, et reposant sur des données qu'on peut admettre encore, peut se réduire aujourd'hui, d'après des projets étudiés et rédigés avec soin, à 20 millions environ. Cette réduction provient de ce que plusieurs des travaux indiqués par la commission ont été effectués sur les fonds affectés annuellement au budget des bâtiments militaires, mais surtout avec le concours des sommes votées par les villes classées comme *villes de casernement*, lesquelles ont fait à l'État des offres considérables qu'on s'est empressé d'accepter toutes les fois qu'on y rencontrait convenance et utilité.

Cette dépense de 20 millions pouvait se subdiviser, en 1839, de la manière suivante :

1° Achèvement de travaux en cours d'exécution, montant:

Pour le compte de l'État à.	3,710,000	4,758,000 fr.
Pour le compte des villes d'après leurs engagements à.	1,048,000	

2° Travaux seulement projetés :

A la charge de l'État pour.	13,410,000	14,817,000
A la charge des villes suivant leurs engagements ou leurs offres pour.	1,407,000	
Total.		19,575,000

Il résulte de ce tableau que les fonds à fournir par le trésor public, uniquement pour les travaux de première urgence du casernement, ne s'élèvent en réalité qu'à 17,120,000 francs, qu'on peut porter à 18 millions.

Mais ce n'est pas tout : après avoir parlé des bâtiments militaires en général, il nous reste à traiter une question d'une grande importance, qui a fixé dans ces derniers temps l'attention des chambres et du gouvernement, et qui vient d'être l'objet des travaux d'une commission spéciale ; c'est celle des écuries et des pertes considérables en chevaux qu'on leur attribue. Lorsque ces pertes s'élèvent annuellement au sixième *au moins* de l'effectif, et qu'elles occasionnent à l'État une dépense annuelle de près de 4 millions (1); lorsqu'il est reconnu qu'elles portent l'atteinte la plus grave à la constitution et à la force de notre armée, il y a urgence au premier degré d'en rechercher les causes. Nous entrerons à cet égard dans quelques détails que comporte l'actualité de la question.

(1) Le remplacement calculé au huitième sur le budget de 1840 est évalué en dépense à 2,723,161 fr.

D'après la base plus réelle du sixième, la dépense serait de 3,680,881 fr.

On se plaint beaucoup en général des dispositions vicieuses des écuries militaires. Cette accusation est-elle fondée en tout ou en partie? voilà ce qu'il convient d'examiner.

Lorsque la révolution de 1830 éclata, l'attitude que prirent les puissances étrangères fit sentir la nécessité d'organiser promptement notre armée, et de pourvoir sans retard à la remonte de notre cavalerie et de nos trains d'équipages, qui étaient dans un état de dénuement déplorable. Les ressources chevalines du pays étant hors d'état de satisfaire aux besoins les plus pressants, un achat de 20,000 chevaux eut lieu à l'étranger. Ces chevaux, rebuts des remontes de l'Allemagne, arrivèrent en France péniblement et au milieu de tous les embarras suscités sur leur passage par la révolution belge. Dans les 20 mois qui s'écoulèrent depuis le 1er janvier 1831 jusqu'au 1er septembre 1832, sur ces 20,000 chevaux, 16,000 périrent et disparurent des cadres. Ce résultat était bien de nature à dégoûter des remontes à l'étranger, et cette leçon, nous l'espérons, ne sera pas perdue pour l'avenir.

Quoi qu'il en soit, la mortalité a toujours exercé de grands ravages, et les pertes de tout genre se sont élevées annuellement, non pas seulement au huitième de l'effectif, ainsi que cela est écrit dans les budgets antérieurs, non pas même au septième, comme on en faisait l'année dernière officiellement l'aveu, et comme l'indique le budget pour 1841, mais bien *au sixième* au moins. Ainsi, sur un effectif moyen de 39,000 chevaux, 6 à 7,000 environ disparaissent annuellement des cadres de l'armée. En Afrique, la perte s'élève jusqu'au quart et plus.

Les chiffres *officiels* suivants justifient cette assertion.

Les pertes annuelles de tout genre, telles qu'elles sont comprises dans le chiffre de remplacement porté au budget, et provenant de la réforme, des maladies, accidents, etc., se sont élevées, pendant les 6 ans 5 mois écoulés depuis le mois de juillet 1830 jusqu'au 31 décembre 1836, en moyenne à 197 sur 1,000, c'est-à-dire à près du cinquième.

Si parmi les causes des pertes on a égard seulement à la morve, qui est l'agent le plus actif de mortalité, et contre laquelle les ressources de l'art ont été vaines jusqu'ici, on trouve que sur 1,000 chevaux perdus, 400 périssent par cette maladie, qui seule occasionne à l'État une dépense annuelle, en remplacement de chevaux, de 1,700,000 francs.

En comparant les pertes éprouvées par l'armée à celles des autres corps de cavalerie pendant une période de huit années, on arrive à ce résultat, que tandis que l'armée perd 197 chevaux sur 1,000, la gendarmerie n'en perd que 14, et la garde municipale 3 sur la même quantité et par an. En Allemagne et en Prusse, le chiffre annuel des pertes ne dépasse pas le quinzième ou le seizième de l'effectif.

Ces faits et ces rapprochements feront naître dans tous les esprits de bien pénibles réflexions. J'ai dû les signaler l'année dernière à la tribune de la chambre des députés, dans la discussion du crédit relatif à l'organisation des armes spéciales et à la remonte de la cavalerie. Une telle révélation devait éveiller la sollicitude du ministre de la guerre; et en effet, une commission composée presque uniquement d'officiers de cavalerie a été nommée pour examiner la question.

Le résultat du travail de cette commission a été de faire peser sur la construction et les dispositions des écuries, la principale cause de la mortalité des chevaux, et pour y remédier, elle indique les modifications suivantes :

« Il serait accordé à chaque cheval un espacement de $1^{m}50$ dans les quartiers actuels.

» Les chevaux seraient barrés par 1.

» Les écuries à deux rangs qui ont moins de $8^{m}50$ seraient mises à un seul rang.

» Les écuries à un rang qui ont moins de 5 mètres de largeur seraient abandonnées, ainsi que celles qui ont moins de $3^{m}50$ d'élévation.

» Des dispositions seraient prises pour que, dans la saison froide, les chevaux pussent boire à l'écurie une eau puisée long-temps à l'avance ; les écuries seraient pavées au moyen d'un bitume imperméable aux urines.

» Enfin, le sol des écuries, pavées d'après ce nouveau système, recevrait une pente de 2 centimèt. par mètre. »

Ajoutons à ces conclusions, que la commission prescrit pour modèle une écurie à deux rangs de chevaux, de 13 mètres de large, dont le type vient d'être exécuté à Bercy, et dont les dessins sont livrés à la publicité dans le dernier numéro du *Spectateur*.

Nous ne saurions approuver entièrement ces innovations, dont la réalisation jetterait l'État dans une dépense exorbitante, qui ne s'élèverait pas à moins de 1,300 francs par cheval. Elles nous semblent exagérées, tant sous le rapport de l'espacement des chevaux que sous le rapport des dimensions des écuries, déduites par la commission de la prétendue nécessité de donner à chaque cheval un volume d'air de 50 mètres cubes. Cette donnée, qui paraît avoir servi de base à l'établissement de son quartier-modèle, nous semble arbitraire, d'autant plus qu'elle ne tient aucun compte de la ventilation qui peut être établie d'une manière permanente dans la partie supérieure des écuries.

Si nous avions à énumérer les causes de la mortalité des chevaux, nous n'hésiterions pas à en assigner quatre : 1° *les écuries, sous le point de vue de l'espacement des chevaux, tel qu'il est prescrit par le règlement de* 1824 *sur le casernement;* — 2° *l'hygiène des chevaux, ainsi que les règlements sur le service intérieur, et la discipline des régiments de cavalerie;* — 3° *les fourrages;* — 4° *les remontes.*

Examinons-les successivement.

1° *Les écuries.* — Il est trop commode et trop facile de faire peser sans autre examen sur les écuries une responsabilité qu'elles supportent sans se plaindre, pour qu'on n'ait pas songé de prime abord à leur attribuer la mortalité des chevaux. Il est cependant une réflexion qui doit frapper tous les esprits : c'est que les écuries militaires en général, soit qu'on les considère sous le rapport du volume d'air et de son renouvellement, soit qu'on les examine sous le rapport de la construction et des détails intérieurs, sont bien supérieures à celles des maîtres de poste, des aubergistes, des fermiers et de presque tous les particuliers. Ces dernières semblent avoir à un très haut degré tous les défauts que l'on reproche aux écuries militaires, et cependant la morve y est inconnue, et les chevaux y vivent bien.

Tout le monde s'accorde à reconnaître que les chevaux sont trop serrés dans les écuries militaires, et que l'espacement moyen de $1^{m}10$ qui leur est accordé aujourd'hui, ne laisse pas au cheval un volume d'air suffisant, et le prive de la liberté de ses mouvements et de la faculté de se reposer.

Il est un espacement consacré par un long usage

et adopté par tous les particuliers, c'est celui de 1m33 (4 pieds). C'est l'espacement que recommandait dans son rapport le célèbre hippiatre Chabert, chargé en 1788 par M. de Brienne d'inspecter tous les établissements de cavalerie de France ; c'est celui qui est indiqué par le comité consultatif de cavalerie institué en 1830, lequel, dans son rapport du 5 avril, exprimait par l'organe de son président, M. le lieutenant-général Bordesoulle, le vœu qu'il fût accordé 3 pieds 6 pouces aux chevaux de cavalerie légère, et 4 pieds à ceux de grosse cavalerie ; c'est celui que demandent depuis long-temps tous les officiers de cavalerie, même les plus exigeants ; c'est encore celui qui résulte d'expériences nombreuses faites dans les écuries de Paris, lesquelles ont constaté que le cheval couché n'occupe pas dans sa plus grande largeur un espace, mesuré sur la mangeoire, de plus de 1m30.

Un espacement plus grand, celui de 1m50 par exemple, adopté par la commission de cavalerie, aurait l'inconvénient d'exiger un barrage et des dépenses considérables. Nul doute que le cheval ne s'en trouvât très bien ; mais cela est-il nécessaire? Là est la question, et pour notre compte nous ne le pensons pas. La sagesse et la prudence commandent d'expérimenter pendant plusieurs années l'espacement de 1m33. Il sera toujours temps, et sans avoir fait de dépenses inutiles, de porter l'espacement à 1m50 si le besoin l'exige.

Quant à l'espacement actuel, il est urgent de l'augmenter, car le cheval ne pouvant se coucher ni se reposer quand il le veut, est obligé d'alterner avec ses voisins, et de vivre sous ce rapport dans une contrariété continuelle. Si, par manque d'appétit ou par souffrance quelconque passagère, il ne mange pas sa ration quand elle lui est donnée, elle est absorbée par les voisins, et il ne la retrouve plus quand il a faim.

L'entassement des chevaux ne laisse à chacun d'eux qu'un volume d'air insuffisant. Faute de renouvellement pendant la nuit ou dans la saison d'hiver, cet air s'échauffe, se vicie, et expose le cheval, quand il sort pour aller à l'abreuvoir ou au pansage, à des refroidissements mortels. Un espacement plus grand, outre qu'il donnerait un volume d'air plus grand à chaque cheval, permettrait aussi de panser et de seller les chevaux dans les écuries, ce qui, pendant l'hiver, éviterait peut-être le germe de bien des maladies.

On accuse aussi beaucoup le sol des écuries, dont le pavage absorbe les urines dans ses joints, et donne lieu par la suite à des exhalaisons méphytiques et insalubres. Cette accusation a-t-elle toute la portée qu'on veut lui donner? Je l'ignore. Les écuries des particuliers sont presque toutes sur le sol naturel et dans de moins bonnes conditions. Quoi qu'il en soit, on obtiendra une amélioration notable de l'emploi du bitume dans les joints des pavés, et il suffira alors de donner une faible pente au sol, pour que les urines n'y séjournent plus, et puissent s'écouler au-dehors. Nous ne pouvons que recommander cette mesure déjà expérimentée avec succès, et pour laquelle l'usage a fourni des données positives.

La séparation des rateliers et des mangeoires par cheval sera, d'après ce que nous avons dit plus haut, une opération utile, qui permettra au cheval de s'isoler davantage, d'être maître de sa ration, et de la manger quand il lui plaira.

Nous conclurons de ceci, que si les écuries actuelles présentent de graves inconvénients pour la santé du cheval, c'est moins à leur construction en général et à leurs dispositions architecturales qu'il faut s'en prendre, qu'au règlement qui prescrit l'espacement et l'agglomération des chevaux.

2° *L'hygiène des chevaux, les règlements sur le service intérieur, et la discipline des régiments de cavalerie.* —La sollicitude des Allemands pour leurs chevaux, les soins attentifs qu'ils leur donnent dans toutes les circonstances où ils se trouvent, sont sans doute les causes premières de la santé et de la durée de leurs chevaux. Cette sollicitude, qui tient à leur caractère et qui semble toute naturelle chez eux, n'existe pas chez les Français et n'y existera jamais; il faut donc y suppléer par des moyens matériels indépendants de la volonté de l'homme. On y parviendra par un bon régime d'écuries, ainsi que nous venons de l'indiquer, et surtout par une discipline sévère.

Les règlements pour le service intérieur de la cavalerie laissent beaucoup à désirer, et seraient susceptibles peut-être d'être révisés avec avantage. Il ne nous appartient pas d'indiquer les améliorations précises qui doivent y être apportées; mais il en est qui frappent tous les yeux. Ces pansages et ces distributions de rations à heure fixe; cet abandon complet du cheval dans les moments où il aurait le plus besoin d'être soigné, comme au retour des manœuvres et des exercices ; ce manque de promenades et de sorties pour le cheval, dont l'emprisonnement souvent pendant un temps très long, est d'autant plus préjudiciable à sa santé qu'il est plus mal à l'aise dans les écuries; toutes ces circonstances dénotent un régime contraire à la nature du cheval, et doivent avoir une influence notable sur le mal dont nous recherchons la cause.

Les pansages se font, de la part des cavaliers et des officiers qui les surveillent, comme des corvées, pendant lesquelles on est plus occupé de dissimuler la besogne et de compter les minutes qui s'écoulent, que de faire une opération utile au cheval.

Les cavaliers ne sont pas toujours choisis dans les contrées de la France où dominent le goût et l'usage du cheval. Pour quelque malheureuse économie de frais de route, on se prive ainsi quelquefois de l'élément le plus essentiel d'une bonne cavalerie.

Faute de soins, le cheval a une mauvaise litière, ne mange pas, et est abandonné à lui-même au retour de longues marches ou de manœuvres au galop, couvert de sueur et de poussière, entre des courants d'air qui doivent être mortels pour lui. Le cavalier n'a nul souci de sa position ; il ne le bouchonne pas, *le règlement ne le permet pas à cette heure;* il ne le couvre pas, *l'État ne lui donne aucune couverture pour cela.* Il en résulte des maladies qu'on n'accuse que long-temps après leur commencement. Peu importe au cavalier que son cheval souffre et ne mange pas : il ne le déclare malade que lorsqu'il lui refuse son service et lorsque la maladie a fait des progrès qu'on ne peut plus arrêter.

Les chevaux sortent beaucoup trop rarement, en hiver surtout, où le manque de manéges ne permetpas même les exercices élémentaires. L'exercice et le grand air sont un de leurs premiers besoins; ils ne sont presque jamais malades, de la morve surtout, dans les marches et en campagne. C'est sans doute à ces sorties fréquentes qu'il faut attribuer la bonne santé des chevaux de poste et de diligence.

Les abonnements avec les artistes vétérinaires, lesquels s'élèvent à o fr. 20 c. environ par mois et par cheval, sont généralement blâmés par les officiers de cavalerie. Loin de moi la pensée de faire peser des soupçons fâcheux sur une classe honorable qui rend de très bons services; mais les artistes, placés entre leur devoir et leur intérêt privé, peuvent quelquefois n'écouter que ce dernier, et il est dangereux de les exposer à cette tentation. Ils n'ont aucun intérêt direct à ce que le cheval ne meure pas, et ils en ont, au contraire, à ne pas lui donner les médicaments qui seraient nécessaires à sa guérison. Il semblerait préférable d'acheter les médicaments par régie, ainsi que cela a lieu pour les hommes de la part des chirurgiens-majors. Il y aurait dans ce mode tout à la fois économie et garantie plus grande pour les soins que doivent recevoir les chevaux (1).

La ration de paille est en général trop modique. Partout où la paille est de nature à être mangée par les chevaux, la plupart des chevaux la mangent en sus de leur ration de foin; et comme il ne leur reste pour litière que la partie qu'ils n'ont pas voulu manger, ils sont réduits le plus souvent à coucher sur le pavé ou à peu près. Pour suppléer à ce manque de litière, les corps conservent pendant long-temps le résidu de chaque ration de paille, et bientôt le cheval

(1) Comme complément de ce fait nous citerons un usage qui s'était introduit dans les régiments de cavalerie, et qui n'a cessé que depuis 1831. Les artistes vétérinaires réclamaient comme leur propriété les cadavres des chevaux morts au régiment, et ils retiraient de la vente des peaux, os, etc., des bénéfices annuels qui pouvaient s'élever à 2 et 3,000 fr. et plus.

Nous nous abstiendrons de réflexions sur les conséquences que pouvait avoir un tel abus; il n'existe plus aujourd'hui. Des marchés sont passés dans les corps pour la vente des chevaux morts, et l'État en tire un revenu annuel de 30,000 fr. environ.

n'est plus étendu que sur du fumier. Cet état de choses, dans des écuries souvent étroites où la litière ne sèche pas, est essentiellement préjudiciable à la santé du cheval, et plusieurs colonels en sont tellement frappés, qu'ils préfèrent acheter de la paille en sus de la ration, afin d'améliorer la litière.

Nous n'élèverions aucune plainte sur la quantité de la ration d'avoine, si elle était complétement donnée aux chevaux. Mais n'est-elle pas quelquefois détournée de sa destination par des ventes clandestines que les corps pourraient découvrir avec une plus grande surveillance?

Du reste, une remarque a été faite plusieurs fois, et elle prouve que la discipline a plus d'influence encore sur la santé des chevaux que la disposition des écuries: c'est que dans les mêmes écuries, et dans des circonstances semblables, tel régiment a fait des pertes considérables, tel autre n'en a fait que de très petites. Je sais qu'on explique cela par la différence des effectifs, qui causait moins de pertes à celui dont les chevaux étaient moins serrés dans les écuries, et par les germes de maladies préexistants, apportés d'une autre garnison. Ces assertions pourraient être vérifiés à l'aide de renseignements dont je ne possède pas les éléments, et qui en démontreraient facilement la valeur; mais il n'en est pas moins évident que la sévérité ou le relâchement de la discipline ont dû avoir une grande influence sur ce résultat.

Qu'il me soit permis de citer un seul exemple. Le 6e régiment de hussards, dans les 15 années écoulées de 1816 à 1830, n'a perdu que 208 chevaux (7 par année moyenne), savoir, 10 *pour morve et farcin* et 198 par suite de maladies chroniques et aiguës ou d'accidents. Il ne s'est point trouvé dans des casernes de choix, car les garnisons qu'il a occupées successivement sont: Blois, Givet, Sarreguemines, Valenciennes, Haguenau, Thionville et Dijon. Quelque faible qu'ait été l'effectif de ce régiment pendant cet intervalle de temps, il est impossible de ne pas être frappé de la comparaison de cette perte minime avec celles qui ont lieu aujourd'hui dans presque tous les régiments.

Peut-être serait-il bon de stimuler à cet égard l'émulation des régiments. Pourquoi ne mettrait-on pas à l'ordre du jour de l'armée celui dont les pertes en chevaux seraient les moins grandes, ainsi que cela a lieu pour l'entretien des armes? Cette mesure indiquerait, souvent avec justice, les régiments où les chevaux sont le mieux tenus et se portent le mieux, et donnerait une bonne opinion, non seulement de la discipline, mais encore de la force réelle du régiment.

3° *Les fourrages.* — Les fourrages fournis à la cavalerie sont souvent d'une mauvaise qualité, et cela tient à trois causes : la première à la désignation de certaines garnisons de cavalerie, pour lesquelles on n'a pas tenu assez compte de la nature du sol et du fourrage qu'il produit ; la deuxième, au mode suivi dans les marchés passés par l'intendance; la troisième enfin, qui est la plus considérable, aux fraudes des entrepreneurs.

Nous ne serions pas embarrassé pour citer telle garnison de cavalerie où les fourrages sont chers et de médiocre qualité, tandis qu'il en serait tout autrement dans la ville voisine. Sans doute ce n'est pas là la condition unique de l'établissement d'un régiment de cavalerie dans telle ou telle localité; mais nous pensons qu'on ne s'est pas assez préoccupé de cette donnée importante, et qu'il y aurait peut-être lieu à réviser la répartition suivie aujourd'hui.

L'intendance, en présidant aux adjudications qui ont lieu maintenant pour cinq années, est trop dominée par l'idée d'obtenir la ration au plus bas prix possible. Elle croit prendre ainsi les intérêts du département de la guerre, et elle en profite pour se donner aux yeux de l'administration supérieure le mérite d'une économie. Il en résulte, pour les entrepreneurs qui ont soumissionné à des prix trop bas, l'obligation de racheter sur la nature du fourrage, surtout dans les mauvaises années qui ne peuvent manquer de survenir pendant une période de cinq ans, la perte qui résulterait pour eux du faible prix de la ration.

Sous un autre point de vue, les entrepreneurs, c'est évidemment là leur métier, cherchent à gagner le plus possible; et souvent, trop peu scrupuleux, ils cherchent tant qu'ils peuvent à éluder les conditions de leurs marchés. Vainement les sous-intendants font de *rares* visites dans leurs magasins, vainement des commissions récemment organisées et composées des officiers des corps, président aux réceptions et aux emmagasinements, ces précautions sont presque toujours illusoires. Des foins et des pailles de dernière qualité sont introduits furtivement dans les magasins, sont mélangés par la manipulation avec un fourrage supérieur, puis sont distribués aux troupes. L'œil le plus exercé ne peut reconnaître la fraude, et donnât-elle lieu à des plaintes, les officiers de service sont dégoûtés de les faire entendre; car vis-à-vis de l'administration, seul juge dans cette matière, ils ont trop souvent tort et les fournisseurs presque toujours raison.

Cet état de choses appelle une réforme; et soit que

les adjudications aient lieu à des époques plus rapprochées, soit que des mesures plus sévères soient prises vis-à-vis des fournisseurs, soit enfin que l'État lui-même se charge de pourvoir directement à la nourriture des chevaux, il est essentiel d'apporter des modifications à ce qui existe. Ce dernier mode est suivi dans la gendarmerie, et s'il n'est pas la seule cause du bon état et de la durée des chevaux des gendarmes, il est impossible de ne pas convenir qu'il doit y contribuer beaucoup.

4° *Les remontes.* — Quel est le meilleur mode à suivre pour les remontes de l'armée? C'est encore un problème à résoudre; nous ne traiterons point ici une semblable question. Le système suivi aujourd'hui a reçu récemment des améliorations qui laissent encore beaucoup à désirer.

C'est beaucoup sans doute d'avoir élevé jusqu'à 500 et 750 francs les prix que les dépôts de remontes sont autorisés à mettre dans les achats de chevaux de cavalerie légère et de grosse cavalerie. Les éleveurs trouveront dans cette mesure un encouragement dont ils avaient besoin, et dont l'État profitera plus tard. Mais cela ne suffit pas.

Les remontes ont lieu d'une manière trop irrégulière; tantôt elles sont comme suspendues pendant plusieurs années, tantôt elles demandent aux dépôts des quantités de chevaux considérables. Les éleveurs ne sachant plus sur quoi compter, ne donnent pas à leur industrie toute l'extension qu'elle pourrait avoir. De là l'insuffisance des contrées chevalines dans certaines années, et l'obligation, pour pourvoir aux besoins de la cavalerie, d'acheter des chevaux de quatre ans et au-dessous, et d'être beaucoup moins difficile sur la qualité.

Nous disions à la chambre des députés, dans la séance du 10 avril 1838, que, bien qu'une somme fût portée annuellement au budget de la guerre pour les remontes de l'armée, cette somme n'était pas toujours dépensée en totalité; qu'une grande partie se trouvait annulée plus tard dans les comptes des finances, et qu'il en résultait des déficits dans l'effectif de la cavalerie, déficits auxquels on était obligé de pourvoir ensuite tout d'un coup au moyen de crédits extraordinaires; c'est ce qui est arrivé en 1838. Les comptes des années précédentes font voir en effet que sur le budget de 1834, les annulations se sont élevées à 200,000 fr.; qu'elles ont été de 85,000 fr. pour 1835, et de 188,624 fr. sur le budget de 1836 : de sorte que les crédits votés, qui étaient évidemment trop faibles, puisqu'ils ne comprenaient qu'un huitième de l'effectif, tandis que la mortalité était du sixième au moins, n'étaient pas encore employés en totalité. De là un déficit qui devait grossir chaque année, et qui a exigé en 1838 une demande de crédit extraordinaire de 1,351,200 fr. pour la cavalerie seulement.

Les officiers de cavalerie employés dans les dépôts de remonte ont-ils toutes les qualités et l'expérience requises pour faire de bons achats de chevaux? les chevaux achetés séjournent-ils assez long-temps dans les dépôts de remonte, et sont-ils soumis avant leur départ pour les corps à des inspections qui constatent leur qualité, et puissent servir de garantie au dépôt qui les expédie et au corps qui les reçoit (1)? n'est-il pas ar-

(1) Si le commandement des subdivisions militaires dans lesquelles se trouvent des dépôts de remonte était spécialement confié à des généraux de cavalerie, les inspections dont nous parlons pourraient être faites tout naturellement par ces officiers généraux.

rivé que les inspections générales des dépôts de remonte ont été confiées à des généraux d'*infanterie*, auxquels ce service était naturellement complétement étranger? Nous soumettons ces questions à l'administration de la guerre. Sans vouloir les approfondir, nous pensons que l'organisation des dépôts de remonte est loin d'être parfaite, et que les chevaux qui proviennent de ces dépôts ne présentent pas toutes les garanties de bon service que donnerait une organisation meilleure.

En énumérant toutes les causes qui contribuent, selon nous, aux pertes de chevaux éprouvées par l'armée, nous avons eu principalement pour but d'en déduire les remèdes qu'il était convenable d'y apporter. Ces remèdes consistent, 1° dans des règlements et une discipline plus sévère, et dans une administration mieux entendue; 2° dans des améliorations à apporter dans le règlement sur le casernement d'abord, et dans quelques dispositions des écuries en second lieu.

Tout ce qui ressort de l'administration de la guerre, sous le rapport réglementaire, peut se faire immédiatement et sans donner lieu à aucune dépense; mais il n'en est pas ainsi des écuries. Les modifications qui nous paraissent véritablement utiles et de *première urgence* pour ces dernières, c'est *d'augmenter l'espacement des chevaux en le portant à* 1m33; *d'établir les pavés des écuries avec des joints coulés en bitume; d'abandonner les écuries à un seul rang qui auraient moins de* 5 *mètres de largeur; de réduire à un seul rang les écuries à deux rangs qui auraient moins de* 8m50; *et dans tous les cas, d'exiger au moins* 3m50 *de hauteur.*

Établissons par aperçu la dépense à laquelle ces modifications donneraient lieu.

L'effectif de 39,000 chevaux environ, tel qu'il figure dans le budget de 1840 et les budgets antérieurs, se décompose ainsi qu'il suit :

Chevaux de troupes				27,175
—	d'artillerie	(de selle et de trait).		10,795
—	du génie.	—	—	164
—	des équipages militaires	—	—	835
		Total.		38,969

Au lieu de ces effectifs budgétaires, souvent anormaux, nous prendrons pour base les effectifs réglementaires tels qu'ils résultent des ordonnances existantes.

La dernière ordonnance sur la cavalerie, du 9 mars 1834, dispose, art. 1er, *que les régiments de cavalerie de réserve, de cavalerie de ligne et de cavalerie légère, seront réduits à 5 escadrons, forts chacun de 130 sous-officiers, brigadiers et cavaliers montés, et de 20 hommes non montés.*

En conséquence, le complet des chevaux de troupe pour chaque régiment sera de 657, y compris ceux du petit état-major.

On devrait à la rigueur ajouter à ce chiffre celui des chevaux d'officiers; mais depuis que les officiers ne sont plus logés dans les quartiers, ils préfèrent tous conserver leurs chevaux avec eux dans les logements qu'ils occupent en ville ; il n'y a donc pas nécessité de s'en occuper. Afin de pourvoir cependant à quelques convenances du service, nous supposerons qu'il y aura une écurie de la contenance de 13 chevaux à la disposition des officiers; nous admettons de plus des écuries-infirmeries pour 30 chevaux. D'après cela, le nombre total des chevaux à loger par régiment sera de 700.

50 régiments à 700 chevaux font . .	35,000 chev.
L'ordonnance du 18 septembre 1833, qui organise l'artillerie en 14 régiments et 6 escadrons de train, porte que le complet des chevaux d'artillerie sur le pied de paix (chevaux d'officiers, de selle et de trait) sera de 9,160 (1), que nous porterons à	9,500
Quant au train du génie et aux équipages militaires, leurs effectifs réglementaires sont moindres que ceux qui sont portés dans les budgets. Mais, reconnaissant la nécessité de pourvoir à plusieurs exigences du service intérieur, nous prendrons les effectifs tels qu'ils sont portés dans le budget de 1840 précité :	
Train du génie.	164
Id. des équipages militaires. . .	836
Total. . . .	45,500 chev.

On peut admettre, sans erreur sensible, que dans l'état actuel du casernement, avec l'espacement de $1^{m}10$ par cheval, les écuries existantes sont suffisantes pour loger cet effectif. Cette hypothèse n'est que le résultat des travaux de différentes commissions, et elle doit d'autant plus être admise dans nos calculs, qu'il

(1) Nous ne parlons pas du supplément d'effectif tel qu'il résulte de la loi adoptée en 1838 pour les armes spéciales. Jusqu'à ce qu'une nouvelle organisation intervienne à cet égard, nous devons regarder ce supplément comme transitoire, et commandé par des circonstances exceptionnelles.

ne faut pas perdre de vue que l'emploi des 18 millions dont nous avons reconnu la nécessité pour l'amélioration du casernement en général, comprend déjà plusieurs quartiers neufs et un grand nombre d'écuries nouvelles.

Le passage de l'espacement, de 1m10 à celui de 1m33, aura pour conséquence de réduire la contenance des écuries actuelles de 45,000 à 37,632 chevaux, et d'obliger à pourvoir par de nouvelles constructions au logement de 7,868 chevaux. En évaluant à 750 fr. la dépense par cheval, laquelle n'est aujourd'hui que de 500 fr. environ, on trouverait que la totalité des écuries neuves donnerait lieu à une dépense de 5,901,000 fr. que nous porterons à 6 millions.

Ajoutons par approximation à cette dépense, une somme égale destinée :

1° Aux améliorations et dispositions nouvelles à introduire dans les anciennes écuries ;

2° A la reconstruction des écuries qui devraient être abandonnées faute de dimensions suffisantes, reconstructions, qui, dans nos calculs, pourraient s'élever jusqu'au *sixième* des écuries existantes.

On arrive à une dépense totale de 12 millions, que nous regardons comme devant satisfaire, dans les circonstances actuelles, à toutes les exigences et à tous les besoins de *première urgence* des écuries.

Si l'on remarque que l'État dépense annuellement 3,600,000 fr. pour remplacement de chevaux, et si l'on admet que, par suite des améliorations que nous proposons, la morve venant à disparaître, cette dépense peut se réduire à 2 millions au plus, on voit que les frais de construction et d'amélioration des écuries seraient couverts en *huit* années environ.

Il résulte de l'examen général auquel nous venons de nous livrer sur le casernement, qu'il y a urgence pour l'État à pourvoir à une dépense de 30 millions pour l'achèvement et le complément de nos établissements militaires, savoir:

Pour les casernes, hôpitaux, manutentions, etc. (première urgence).	18,000,000 fr.
Pour les écuries (première urgence).	12,000,000
Total de la première urgence. . . .	30,000,000 fr.

On remarquera que dans l'évaluation de cette dépense, il n'a été question que des travaux de *première urgence*, et que, dans notre pensée, nous avons laissé au budget ordinaire le soin de pourvoir à des dépenses d'une nécessité moins immédiate.

Cette dépense de 30 millions peut-elle être demandée au budget annuel des bâtiments militaires? Il est difficile de l'admettre, car ce budget n'est que de 4 millions environ, et il est presque entièrement absorbé par le simple entretien des bâtiments existants et les améliorations continuelles qu'ils exigent. C'est tout au plus si l'on peut en détacher un cinquième ou un sixième pour des constructions neuves.

Sans doute si les Chambres se décidaient à augmenter le budget normal et à le porter à 6 millions par exemple, les travaux dont nous venons de parler pourraient être effectués dans un délai de 15 ans environ. Mais il est évident qu'il y aurait les plus graves inconvénients pour l'armée et le plus mauvais calcul pour le Trésor à ajourner ainsi la solution d'une question dont l'urgence doit frapper tout le monde.

Dans un rapport sur le casernement, rédigé en 1827, il avait été proposé de pourvoir aux dépenses les plus urgentes à l'aide d'un *emprunt*, en divisant le montant de cette dépense en annuités de 3 millions. Ce moyen rencontre toujours, et avec juste raison, trop de difficultés et de répugnances pour qu'il puisse être accueilli sans hésitation. Mais il en est un plus simple et plus facile qui se présente aujourd'hui, et nous n'hésitons pas à dire qu'il est le seul qui puisse et doive être employé.

La loi du 17 juin 1833 a créé un fonds extraordinaire pour les travaux publics. Terminer des monuments trop long-temps négligés, donner la vie à des travaux inachevés et improductifs, réparer et améliorer des édifices consacrés à des services d'intérêt général, et dont la dépense extraordinaire ne pourrait trouver place dans un budget normal, telle a été la pensée grande et généreuse qui a donné naissance à cette loi.

Déjà cette pensée a produit de beaux résultats, et, grâces à elle, de vastes monuments et des édifices publics touchent aujourd'hui à leur terme. Mais en voyant dans la session de 1838 MM. les ministres de l'intérieur, du commerce et de l'instruction publique faire peser sur ce fonds extraordinaire les crédits nécessaires à la reconstruction des bureaux de leurs ministères, et à la création des grandes lignes de chemins de fer, je me suis demandé si cette noble dotation du pays était interdite au seul ministère de la guerre, et si des bureaux et des chemins de fer avaient une importance plus grande que les intérêts de notre armée et la défense de nos frontières.

J'applaudis du fond du cœur à l'érection de ces monuments et de ces chefs d'œuvre de l'art, qui sont une des gloires de notre époque; à l'achèvement de nos routes et d'un vaste système de canalisation qui rendront à l'agriculture, à l'industrie et au commerce des services si réels et si productifs; à tous ces travaux enfin qui attestent les progrès de notre civilisation, et exercent une si grande influence sur la prospérité du pays et le bien-être de toutes les classes de la société.

Mais qu'il me soit permis en même temps de prémunir les mandataires du pays contre cette soif des intérêts matériels auxquels on a fait un si dangereux appel, et qui nous dévore depuis plusieurs années. Qu'il me soit permis de leur rappeler que les grands intérêts nationaux semblent complétement oubliés, et sont sacrifiés à l'égoïsme qui tue toutes les pensées généreuses. Ecoutez, leur dirai-je, la voix des intérêts nationaux, qui vous crie que le soin de la défense du pays est entièrement négligé; que les places fortes qui veillent pour lui sur nos frontières sont dans un état de dégradation humiliant; que ces frontières mutilées par les traités de 1814, sont ouvertes sur plusieurs points, et laissent à l'ennemi une invasion facile dans nos provinces; que la capitale de la France, le centre et le cœur de notre gouvernement, n'est située qu'à quatre journées de marche de nos frontières, et est exposée sans défense à toutes les entreprises d'une armée envahissante; que notre armée enfin manque des établissements les plus indispensables à son logement, à son instruction et à sa constitution.

Nous avons regardé les intérêts permanents de notre armée comme ceux qui devaient exciter le plus vivement notre sollicitude, parce qu'en définitive, c'est sur elle que repose la principale garantie de notre indépendance. Plus tard nous aborderons peut-être la question des places fortes, qui constituent la défense matérielle du territoire, et qui, combinées avec l'élément des gardes nationales, doivent occuper la seconde place dans l'ordre de nos idées.

En faisant connaître la situation si fâcheuse de nos établissements militaires, j'ai la conscience de n'en avoir point exagéré le tableau. Je ne demande aujourd'hui pour eux ni un luxe ni un superflu dont nos mœurs militaires s'accommoderaient mal, mais le strict nécessaire. En proclamant des vérités qui sont dans la bouche de tout le monde, et dont on semble craindre de se faire l'écho, j'ai rempli un devoir ; c'est au gouvernement à faire le sien.

FIN.

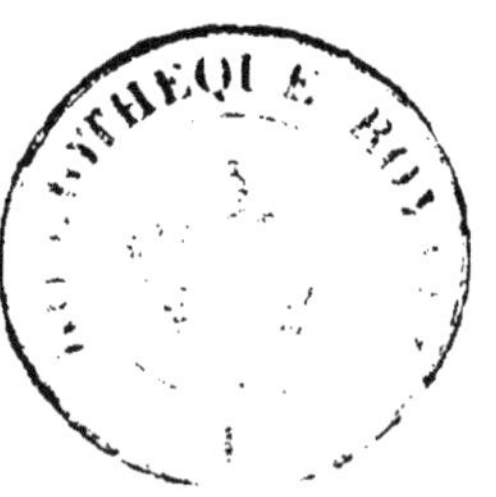

www.ingramcontent.com/pod-product-compliance
Ingram Content Group UK Ltd.
Pitfield, Milton Keynes, MK11 3LW, UK
UKHW021533260726
13993UKWH00004B/1960